ÉTUDE

SUR L'HYDROCÈLE

ET SON TRAITEMENT

PAR LE PROCÉDÉ DE DEFER

PAR

Gustave CHOPINET,

Docteur en médecine de la Faculté de Paris.

PARIS

A. PARENT, IMPRIMEUR DE LA FACULTÉ DE MÉDECINE

31, RUE MONSIEUR-LE-PRINCE 31

—

1875

ÉTUDE

SUR L'HYDROCÈLE

ET SON TRAITEMENT

PAR LE PROCÉDÉ DE DEFER

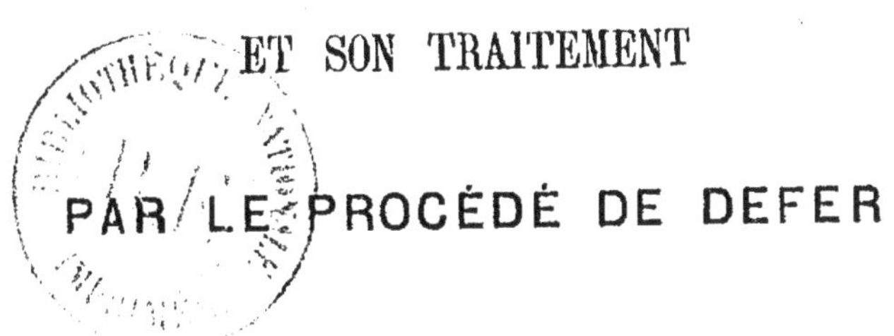

PAR

Gustave CHOPINET,

Docteur en médecine de la Faculté de Paris.

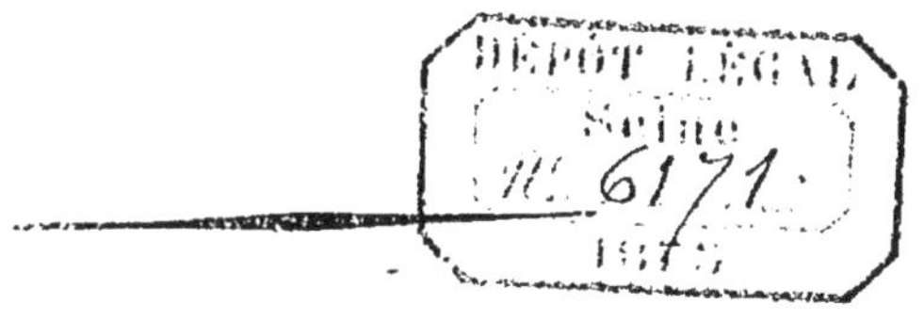

PARIS

A. PARENT, IMPRIMEUR DE LA FACULTÉ DE MÉDECINE

31, RUE MONSIEUR-LE-PRINCE, 31

1875

ÉTUDE

SUR L'HYDROCÈLE

ET SON TRAITEMENT

PAR LE PROCÉDÉ DE DEFER

———

Il n'est peut-être pas de maladie qui ait été plus étudiée que l'hydrocèle ; il n'en est pas pour laquelle on ait pratiqué avec des succès divers des traitements plus variés. Aussi, n'avons-nous pas la prétention de faire l'histoire complète de cette affection ; nous ne pourrions que reproduire ce qui se trouve dans les traités spéciaux ; et nous renvoyons pour cette étude aux savants travaux de Boyer, S. Cooper, Velpeau, Gosselin, etc.

En prenant ce sujet de thèse, sur les conseils de notre excellent maître, M. le Dr Desormeaux, nous n'avons qu'un but : contribuer, dans la mesure de nos faibles moyens, à *étendre* la connaissance d'un procédé, destiné, selon nous, à remplacer tous les autres pour le traitement de l'hydrocèle.

Nous ferons donc ici une description succincte de la

maladie, nous attachant spécialement à l'anatomie pathologique. Nous résumerons ensuite l'étude de ses nombreux traitements, et nous expliquerons la préférence que nous accordons à la cautérisation par le nitrate d'argent (procédé de Defer).

Qu'il nous soit permis, avant de commencer, de remercier de leur bienveillance à notre égard M. le docteur Regnauld, professeur à l'École de médecine, et M. e Dr Desormeaux, chirurgien de l'hôpital Necker.

I.

DE L'HYDROCÈLE.

On donne le nom d'hydrocèles aux tumeurs formées par une accumulation de sérosité au voisinage du testicule ou du cordon spermatique.

Il existe une grande variété d'hydrocèles : ou bien le liquide est répandu dans le tissu cellulaire : c'est l'hydrocèle par infiltration ; ou bien il est amassé dans la tunique vaginale : c'est l'hydrocèle par épanchement.

On décrit encore une autre espèce d'hydrocèle. Elle est caractérisée par une accumulation de sérosité dans des cavités séreuses accidentelles, développées soit au milieu du cordon testiculaire, soit au sein même du testicule, soit dans l'épididyme : on lui a donné le nom d'hydrocèle enkystée.

Nous aurons spécialement en vue dans cette description l'hydrocèle par épanchement, qui, comme nous le savons, a son siége dans la tunique vaginale du scrotum.

ÉTIOLOGIE. — Comme toutes les séreuses, la tunique vaginale sécrète sans cesse un liquide lubréfiant, qui favorise le glissement de ses feuillets l'un sur l'autre, et donne au testicule sa mobilité.

« Mais, dit Boyer (1), si la sérosité de la tunique vaginale vient à être exhalée en plus grande quantité qu'à l'ordinaire, ou si son absorption régulière est empêchée par une cause quelconque, elle s'accumule par degrés en distendant le sac qui la contient, et donne naissance à l'hydrocèle. »

Les causes de cette rupture d'équilibre entre l'exhalation et l'absorption sont à peu près celles qui, en général, tendent à produire l'épanchement dans les autres séreuses. Il faut citer d'abord le trouble de la circulation de la glande séminale. L'afflux du sang dans les vaisseaux du testicule, ou l'obstacle au retour de ce liquide vers le cœur peuvent donc être cause d'hydrocèle. Elle se développe aussi sous l'influence d'un effort violent, de la fatigue ou d'une contusion plus ou moins forte. Elle peut se lier, soit directement, soit par sympathie, à une affection uréthrale; enfin, elle est souvent sous la dépendance d'une altération testiculaire qui, provoquant l'irritation (par contact ou comme corps étranger) détermine une sécrétion anormale de

(1) Boyer. Traité des malad. chir., 1831, t. X.

la séreuse. Dans certains cas, il n'y a pas de cause connue.

L'hydrocèle se rencontre partout, mais particulièrement dans les pays chauds. On l'observe dans toutes les classes de la société et à tous les âges : cependant la jeunesse et l'âge adulte en sont plus souvent atteints. Velpeau (1) donne la statistique suivante :

Sur 60 hydrocèles, il en a trouvé :

Entre 15 et 20 ans.............................. 3
  —   20 — 30 — 13
  —   30 — 40 — 11
  —   40 — 50 — 16
  —   50 — 60 — 10
  —   60 — 70 — 6
  —   70 — 80 — 1

Sur 1000 cas, traités à l'hôpital des Natifs de Calcutta, M. Dujat (2) n'a pas obtenu les mêmes résultats. Il a rencontré le plus grand nombre d'hydrocèles chez des adultes de 26 à 35 ans.

L'hydrocèle est quelquefois double ; mais elle se montre généralement d'un seul côté, et plus souvent à gauche qu'à droite. C'est le contraire pour les jeunes enfants.

Symptômes. — L'hydrocèle se reconnaît aux caractères suivants : C'est une tumeur d'un volume variable, élastique, ovale ou pyriforme, siégeant dans le scrotum, sans changement de couleur à la peau, indolente en général et ne gênant le malade que par son volume et

(1) Presse médicale, mai 1837.
(2) Gazette médicale de Paris, t. XVI, 1838.

les tiraillements qu'elle exerce sur les lombes. Elle est molle dans les premiers temps, lorsque la sérosité est peu abondante ; mais elle devient dure ensuite, et présente une fluctuation quelquefois très-sensible, d'autres fois obscure ; enfin, le plus souvent elle est transparente dans tous ses points, excepté dans celui qu'occupe le testicule, c'est-à-dire à la partie postérieure et un peu au-dessous du centre de la tumeur, où il est assez facile de sentir cette glande par la palpation.

MARCHE. — L'hydrocèle, abandonnée à elle-même, acquiert graduellement un volume considérable et dans ce cas entrave l'accomplissement des fonctions naturelles. Le coït devient impossible et la miction difficile. Le pénis finit par disparaître entièrement dans la tumeur. Elle peut, à la longue, devenir assez grosse pour atteindre les genoux. Curling (1) rappot le cas de Mursinna, dans lequel la tumeur avait 27 pouces de long et 17 de large. Mais, avant qu'elle arrive à de telles proportions, le malade demande à en être débarrassé.

Le *diagnostic* de l'hydrocèle, rarement difficile, ne nous occupera pas.

Quant au *pronostic*, il est peu grave. La science possède aujourd'hui pour guérir cette maladie des moyens dont l'efficacité est presque constante.

Nous allons maintenant nous arrêter un peu plus longuement sur les caractères anatomiques de l'affection et sur le traitement propre à la faire disparaître.

(1) Curling. Traité des mal. du testicule, 1857.

ANATOMIE PATHOLOGIQUE.

Les parties contenues dans la tunique vaginale n'étant pas essentielles à la vie, on a rarement l'occasion de faire des recherches sur les lésions anatomiques qui résultent d'une maladie de cette séreuse.

C'est pourtant un des points les plus importants à étudier : c'est pourquoi nous nous proposons d'examiner successivement le liquide épanché dans l'hydrocèle, le kyste qui l'entoure et les modifications que cette maladie imprime au testicule et au cordon.

1° *Liquide*. — Le liquide de l'hydrocèle de la tunique vaginale a la plus grande ressemblance avec le sérum du sang ; il n'en diffère que par le poids des éléments solides qui y sont dissous.

Ce liquide est d'une couleur jaune verdâtre, transparent, d'une grande fluidité, mobile et sans viscosité. Dans quelques cas, on trouve du sang mêlé à ce liquide, qui prend une teinte rosée si le sang épanché est de date récente, ou devient rouge brunâtre plus ou moins foncé, si le sang a subi une transformation, ou s'est altéré.

L'odeur de la sérosité de l'hydrocèle est fade et un peu spermatique. Sa densité varie de 1020 à 1024, sa quantité de quelques grammes à plusieurs kilogrammes. Elle n'est pas spontanément coagulable et sa réaction est toujours alcaline.

La fluidité dont nous venons de parler est due à l'absence de fibrine constatée par M. Robin. M. le Dr Méhu en a cependant trouvé des traces dans deux cas que nous rapportons plus loin (v. le tableau I, n°s 27 et 39).

La présence de la cholestérine est fréquente. On la trouve même habituellement dans les hydrocèles anciennes. On voit dans le liquide une multitude de petites paillettes brillantes dont la quantité est variable. Elle est quelquefois assez grande pour troubler le liquide et lui donner l'aspect d'un bouillon épais. Curling en a trouvé 45 centigrammes dans 570 grammes de liquide. Une autre fois, faisant l'autopsie d'un homme de couleur, mort à un âge avancé, il a trouvé dans la tunique vaginale 12 grammes d'une substance brune, épaisse, qui était presque entièrement composée de cholestérine. M. Robin en a rencontré jusqu'à 8 grammes pour 1000 grammes de liquide. M. Méhu qui, jusqu'ici, n'en avait vu que des traces, vient d'en trouver près de 4 grammes dans le liquide d'une hydrocèle chez un homme de 54 ans. Il a eu l'obligeance de nous communiquer cette analyse et plusieurs autres que nous publions à la suite (Tableau II, n° 1).

Les matières minérales sont à peu près les mêmes que celles du sérum du sang. Le chlorure de sodium en forme environ les deux tiers. Le reste est composé de carbonates, sulfates et phosphates de soude et de chaux, de lactates et urates alcalins ; on y trouve de l'urée, des traces de biliverdine, des corps gras, margarine et oléine, des cellules épithéliales en suspension, des leucocytes, quelquefois des globules du sang.

Les analyses des docteurs Marcet (1) et Bostock (2) ont donné à peu près les mêmes quantités de matières salines que celles de MM. Robin et Méhu : 8 grammes environ par litre.

Mais la plus grande partie des substances solides est composée de sérine et de fibrine dissoute de Denis (de Commercy). La quantité en est très-variable. On en a trouvé depuis 23, 70 jusqu'à 90 pour 1000, comme on le verra par le tableau suivant extrait d'un travail de M. le Dr Méhu (*Archives générales de médecine*, mai 1875).

(1) Medico-chirurg. trans., vol. II, p. 372.
(2) Medico-chirurg. trans., vol. IV, p. 72.

I. — Hydrocèles de la tunique vaginale.

Chaque opéré est représenté par un numéro d'ordre.	AGE des malades.	AGE de la tumeur.	POIDS du liquide extrait.	Un kilog. de liquide contient : MATIÈRES			fibrine.	cholestérine.
				solides desséchées à 1000 c.	organiques.	minérales anhydres.		
			gr.	gr.	gr.	gr.	gr.	0
1	46	?	255	33,20	23,70	9,50	0	0
2	50	?	405	40,46	31,16	9,30	0	0
3	49	13 mois	400	42,97	34,45	8,52	0	0
4	64	12 ans	32	48.20			0	0
5	41	6 ans	262	55,48	46,68	8,80	0	0
6	48	12 mois	151	56,02	47,42	8,60	0	0
7	65	8 mois	210	56,90	49,70	7,20	0	0
8	28	10 mois	740	57,20	49,80	7,40	0	0
2e ponct.		28 jours	260	64,30	55,50	8.80	0	0
9	75	2 ans	696	58,80	50,40	8,40	0	0
10	35	7 mois	580	60,01	52,21	7,80	0	0
11	56	3 mois	172	61,30	52,90	8,40	0	0
12	42	?	66	61,88	53,68	8,20	0	0
13	60	2 m. 1/2	162	62,16	53,36	8,80	0	0
14	59	10 mois	290	62,46	53,56	8,90	0	0
15	60	?		63,90	55,20	8,70	0	0
16	70	?	575	64,10	55,10	9,»»	0	0
17	33	?	151	64,54	55,84	8,70	0	0
18	45	?	126	65,20	55,90	9,30	0	0
19	56	5 mois	195	67,33	58,63	8,70	0	0
20	50	?		67,54			0	0
21	20	3 mois	180	69,00	60,40	8,60	0	0
22	62	?		70,06	61,63	8,43	0	0
23		?	205	70,50	62,15	8,35	0	0
24	39	15 mois	178	72,05	63,35	8,70	0	0
25 Hydr.dr.	75	6 mois	930	74,29	65,60	8,60	0	0,9
» gauche				61,40	52,90	8,50	0	0
26 Hydr.dr.	63	1 m. 1/2	220	55,45	46,90	8,50	0	0
» gauche			275	76,85	68,40	8,45	0	0
27 double	39	2 mois	151	70,51	61,64	8,55	0,32	0
28	53	?	625	71,45	62,73	8,70	0	0
29	62	2 mois		74,72			0	0
30	70	4 ans	996	75,20	66,60	8,60	0	env. 1
31	45	1 an	455	77,08	68,83	8,25	0	0
32	29	1 m. 1/2	180	88,67	80,67	8,»»	0	0
33	52	3 mois	425	76,20	67,20	9,»»	0	0
34	?	8 mois		77,19	68,81	8,69	0	0
35	46	1 an	630	99,10	90,»»	9,10	0	0
36	42	?		100,53	89,40	11,13	0	0
37	32	?	135	101,30	93,10	8,20	0	0
38	60	2 ans		125,77			0	0
39	35	8 mois	800	66,94	58,84	8,10	0	0
2e ponct.		29 jours	640	55,80	48,50	7,30	0	0
3e ponct.		12 jours	416	63,10	54,85	8,25	0,191	0
40	58	?	41	51,80	43,80	8,»»	0	0
2e ponct.			55	63,70	55,30	8,40	0	0

Les analyses qui suivent viennent d'être faites par M. Méhu, qui a bien voulu nous associer à son travail.

II. Hydrocèles de la tunique vaginale.

Numéros d'ordre	AGE des malades.	AGE de la tumeur.	POIDS du liquide extrait.	Un kil. de liquide contient : MATIÈRES					
				solides desséchées à 100° c.	organiques	minérales anhydres.	fibrine.	cholestérine.	
			gr.	gr.	gr.	gr.	gr.	gr.	
1	54								
hydr. dr.		36 a.	81	73,97	65,95	8,02	0	0	Opérées le même jour (11 mai 1375).
hydr. g.		10 a.	55	87,90	79,60	8,30	0	3,91	
2e ponct.		24 j.	115	70,30	61,30	9,00	0	0,03	Les 2 liq. sont mélangés
2	60	30 a.	285	11,86	3,04	8,82	0	0	Album coag. 1,87 par k.
3	51	18 m	1010	59,20	50,80	8,40	0	0	
4	21	8 a.	147	68,20	59,30	8,90	0	0	
5	64	5 a.	115	49,40	40,90	8,50	0	0	

. Le n° 2 a été opéré en ville par M. Desormeaux avec notre aide. Comme on le verra à l'observation XXI, la tumeur présentait tous les caractères de l'hydrocèle de la tunique vaginale. Cependant le liquide diffère par sa composition de tous ceux qui ont été analysés jusqu'ici par M. Méhu. Sauf l'absence de spermatozoïdes, il a la plus grande analogie avec les liquides de l'hydrocèle enkystée du cordon et de l'épididyme. Il renferme une proportion sensible d'albumine coagulable et très-peu de substances solides.

Quant aux liquides de ces hydrocèles enkystées dont nous venons de parler, nous nous abstenons d'en donner la composition, parce qu'elle n'a pas encore été établie avec précision Nous ferons remarquer seulement

que ces liquides ne sont ni jaunes ni verts, comme ceux
de la tunique vaginale, qu'ils ont au contraire une
teinte blanchâtre très-prononcée et contiennent des
spermatozoïdes en nombre prodigieux. Ils renferment
à peu près un millième de leur poids d'albumine
coagulable, et sont franchement alcalins au papier de
tournesol. Nous renvoyons pour leur analyse au travail
de M. le Dr Méhu (*Archives générales,* mai 1875).

2° *Kyste.* — Le kyste de l'hydrocèle se présente sous
des aspects variables. Lorsque la maladie est de forma-
tion récente, la tunique vaginale ne présente aucune
modification. Elle est mince, demi-transparente et sem-
blable aux membranes séreuses ordinaires ; mais dans
les hydrocèles anciennes, il y a hypertrophie des di-
verses parties du sac ; il est opaque, dur, cartilagineux,
fibreux, et même (dans des cas rares) de consistance
osséo-crétacée. L'épaississement et l'induration, dont il
est question, sont dus moins à l'altération de la séreuse
elle-même, qu'au dépôt, sur sa face interne, de cou-
ches pseudo-membraneuses qui s'y sont organisées, et
qu'on peut souvent séparer de la membrane primi-
tive.

Le premier état du kyste, celui dans lequel la tunique vaginale n'a pas changé d'aspect, coïncide ordinairement avec la présence d'une sérosité limpide ; tandis
que l'épaississement de la même membrane se rencontre avec un liquide chargé de cholestérine, ou altéré par du sang et des flocons albumineux.

3° *Testicule*. — Le testicule est habituellement sain, apte à remplir ses fonctions et la séreuse seule est affectée. Toutefois, dans les hydrocèles anciennes et volumineuses, la compression exercée par le liquide épanché peut modifier sa forme : il est aplati et quelquefois même atrophié en partie. Cette altération se rencontre surtout lorsque des pseudo-membranes très-dures se sont formées dans la tunique vaginale, et lorsqu'elles enveloppent et pressent immédiatement l'organe sécréteur du sperme. C'est dans ces cas que M. Gosselin a rencontré l'anémie partielle de la substance glandulaire et l'absence de sécrétion des spermatozoïdes (1).

D'autres fois, d'après M. Panas (2), le testicule et plus souvent l'épididyme ont subi une augmentation de volume ; ils sont tuméfiés, douloureux, et dans un état d'induration véritable. Mais ces altérations peuvent avoir été la cause de l'épanchement aussi bien que la conséquence.

4° *Cordon*. — Le cordon spermatique peut éprouver de notables changements dans l'hydrocèle. Il se tuméfie et ses éléments se séparent en contractant des rapports nouveaux ; l'artère spermatique et le canal déférent peuvent se trouver au devant de la tumeur. Ceci a lieu dans l'hydrocèle enkystée.

Dans l'hydrocèle de la tunique vaginale, la tumeur

(1) Curling, 102 (note du traducteur).
(2) *Archiv. gén. de méd.*, janv. 1872.

se développe en avant du cordon. Cependant ses rapports peuvent varier. Quand la tumeur a pris un grand volume, elle presse les éléments du cordon, les dissocie en reportant l'artère et le canal déférent en avant. Scarpa en rapporte une observation qui ne saurait laisser de doutes. Curling a rencontré le fait assez souvent.

III.

TRAITEMENT.

L'hydrocèle n'offre pas de gravité, mais, comme nous l'avons dit déjà, lorsqu'elle est volumineuse, elle gêne la miction et les fonctions génitales, le malade qui craint les frottements, les chocs auxquels il est exposé, ose à peine se mouvoir. C'est pourquoi il demande à être débarrassé de son affection.

Si, chez les enfants, l'hydrocèle disparaît souvent sans traitement, le cas est extrêmement rare chez l'adulte. Aussi, a-t-on recours habituellement à une opération.

On a imaginé pour le traitement de l'hydrocèle un grand nombre de procédés. Nous les passerons rapidement en revue, nous proposant d'établir un parallèle entre le procédé le plus suivi aujourd'hui (injection iodée) et celui que nous préconisons (cautérisation au nitrate d'argent).

Tous les auteurs ont étudié deux traitements de l'hydrocèle, l'un *palliatif* et l'autre *radical*.

1° *Palliatif.* — Le traitement palliatif est médical ou chirurgical.

Le traitement médical réussit chez les enfants. Des lotions avec le chlorhydrate d'ammoniaque, ou bien des badigeonnages à la teinture d'iode ont suffi à faire disparaître l'épanchement. Chez les adultes, ce traitement est rarement suivi de succès : les applications résolutives, badigeonnages, lotions, frictions, etc., n'ont amené qu'une guérison passagère.

Dupuytren prétend avoir obtenu une guérison avec les vésicatoires ; mais ce moyen offre des dangers, chez les vieillards surtout. Gerdy (*Archives générales de médecine*) rapporte un cas de gangrène du scrotum causée par ce procédé.

La rupture forcée a pu amener une guérison définitive, mais ordinairement le liquide se reproduit. Serres (*Lancette francaise*) raconte qu'un Espagnol, âgé de 40 ans environ, avait l'habitude de monter à cheval jusqu'à ce que la poche de son hydrocèle se rompît.

Le traitement chirurgical a pour but d'évacuer le liquide de la tunique vaginale au moyen de la ponction. Celle-ci se fait soit avec la lancette, soit avec le trocart. Nous dirons plus tard les précautions à prendre et les règles à suivre pour pratiquer cette opération. La ponction simple n'empêche pas le liquide de se reproduire ; mais elle procure aux malades un tel soulagement qu'il n'y a pas d'autre traitement à suivre pour les gens timorés, les sujets mal portants, nerveux, enfin pour les vieillards.

On peut aussi faire la ponction avec une aiguille à
cataracte. Le liquide qui s'infiltre alors dans le tissu cellulaire du scrotum est bientôt repris par l'absorption.
Cette opération à laquelle on a donné le nom d'*acupunc-
ture* a été imaginée en 1825 par le Dr Cumin (de Glas-
cow. M. Lewis (de Londres) n'en a fait que l'application. En 1835 (1), il a montré par des faits pratiques les
avantages de ce traitement à la fois simple et innocent.
Mais il n'empêche pas les récidives et ne convient pas
dans les cas d'épaississement de la tunique vaginale.

2° *Radical.* — Ce traitement a pour but d'amener la
guérison définitive de la maladie. Cette guérison s'obtient de deux manières : ou bien en conservant la cavité de
la poche dans laquelle le liquide est contenu, ou bien en
déterminant l'oblitération et l'atrophie de cette poche.
Les divers procédés employés amènent le plus ordinairement ce second résultat, qui n'est pas sans inconvénients, comme nous le verrons plus tard. Car en raison
des adhérences qu'il contracte, le testicule ne peut plus
se soustraire aussi facilement aux influences extérieu-
res, aux puissances vulnérantes dont il est exposé à subir les atteintes. En outre, il perd la faculté de sécréter
des spermatozoïdes. Mais alors l'épanchement ne se reproduit plus, et l'on a cru, jusqu'à ce que M. Gosselin
vînt prouver le contraire, que c'était le seul moyen
d'obtenir une guérison définitive. En effet, Velpeau di-

(1) The Lancet, vol. II, 1835-1836.

sait : (1) « Il s'agit tout simplement d'irriter la tunique vaginale et de faire naître une inflammation adhésive à son intérieur. Or, de l'eau froide, du vin de toutes les espèces, de l'eau-de-vie, des solutions caustiques, un liquide quelconque en un mot, de même que le bec d'une canule, d'une tente, la présence d'un corps étranger quel qu'il soit, sont évidemment propres à produire ce résultat. Le tout est de savoir lequel réussit le mieux en entraînant le moins d'inconvénients. »

C'est dans ce but qu'on a imaginé un grand nombre de procédés pour le traitement de l'hydrocèle. Les principaux sont : l'incision, l'excision, la cautérisation, le séton, la tente, l'injection et la cautérisation au nitrate d'argent solide.

Ces différentes méthodes sont toutes connues depuis longtemps, excepté la dernière. M. Sabattier (Médecine opératoire...) en a parfaitement fait l'historique, et nous avons puisé pour cette partie au travail de ce savant professeur.

1° *Incision.* — L'incision a été d'abord mise en pratique par Celse ; elle fut également employée par Albucasis, Paul d'Egine et Marc Séverin. Elle a trouvé des adversaires dans Wiseman, Cheselden, Heister, Scharp, et un défenseur obstiné dans B. Bell.

On incise le scrotum couche par couche avec un bistouri ; puis lorsqu'on a fait une ouverture à la partie supérieure, on introduit une sonde cannelée et on ou-

(1) Velpeau. Dict. en 30 vol., t. XV.

vre largement la tumeur, que l'on emplit de charpie
pour en déterminer l'inflammation et l'oblitération.

Les inconvénients de cette méthode ont été signalés
par un grand nombre de chirurgiens, et particulièrement par Scharp et Pott (1). Ce célèbre chirurgien rapporte un cas d'hémorrhagie mortelle. En général les
douleurs sont très-vives dans le testicule et dans les
reins. Il y a un gonflement énorme et même rupture
du testicule, et une réaction générale grave se manifeste.

Enfin quelquefois les adhérences sont limitées à quelques points seulement de la tunique vaginale, et l'épanchement se reproduit dans une autre partie restée per-
méable. Cependant on peut avec avantage faire usage
de cette méthode dans les cas d'épaississement considérable ou de transformation cartilagineuse du sac.

2° *Excision*. — Douglas (2) la rapporte à Celse : elle a
été décrite par Albucassis et Fallope. Saviard et Meda-
lon l'ont employée ; mais elle était complètement abandonnée quand Douglas l'a remise en honneur. La
Gazette des Hopitaux, 1857, n° 11, rapporte plusieurs
observations d'hydrocèles guéries par ce procédé. Il
consiste à ouvrir la tumeur comme dans l'incision, puis
on dissèque et on enlève la tunique vaginale en laissant intacts les vaisseaux spermatiques.

Cette opération, quoique supérieure à l'incision pour

(1) Pott. Œuvres in-4°, p. 385.
(2) Douglas. Treaty on the hydrocèle, 1755.

obtenir une guérison radicale, est généralement abandonnée aujourd'hui, à cause de la difficulté de sa pratique. Elle est, de plus, cruelle et dangereuse.

3° *Cautérisation.* — Cette méthode consiste à ouvrir la
tumeur au moyen d'un caustique, et à déterminer ensuite l'inflammation de la surface interne de la poche.
Elle a été imaginée par Guy de Chauliac; sir Thomas l'a
employée, mais elle a été plus particulièrement décrite
et préconisée par Else; Cline pensait qu'elle était le
mode de traitement le plus convenable de l'hydrocèle.

Mais cette pratique est complètement abandonnée.
Lafaye et Garangeot la condamnent, d'abord parce
qu'elle est très-douloureuse et que la guérison est incomplète ; ensuite parce qu'elle détermine des ulcérations de mauvais aspect, qui sont lentes à se cicatriser.

4° *Séton.* — Ce procédé inventé par les Arabes, a été
décrit en 1363 par Guy de Chauliac, qui en fait remonter l'emploi à Galien.

Il était abandonné depuis longtemps, quand Pott le
remit en pratique. On passe à travers la tumeur, au
moyen d'un stylet aiguillé, une mèche effilée de linge
ou de coton, quelques brins de soie grossière, et on les
y maintient jusqu'à ce que le testicule et le scrotum
soient devenus le siége d'une vive inflammation.

Sir J. Earle a perfectionné le procédé, et M. Green, de
l'hôpital Saint-Thomas, Roe, d'Edimbourg, l'ont adopté
après lui avoir fait subir quelques modifications.

Quoi qu'il en soit, ce traitement très-incertain est maintenant abandonné. Il développe une inflammation trop violente, qui aboutit rapidement à la suppuration.

5° *Tente.* — On fait d'abord sur la tumeur une incision par laquelle on évacue la sérosité, et on porte dans la tunique vaginale une tente de linge ou de charpie, un morceau d'éponge ou quelque autre substance solide propre à déterminer une violente inflammation des parties.

Ce procédé, inventé les uns disent par Franco, les autres par G. de Salicet, a été pratiqué par A Paré, Guillemeau, Ruysh, Heister et surtout Marini. Il a été modifié ensuite par Monro, puis appliqué par Moïnichen et Fabrice d'Acquapendente.

Enfin il a été recommandé par le baron Larrey, qui l'avait transformé. Après avoir fait la ponction, il introduisait dans la tunique vaginale une canule de gomme élastique qu'il laissait jusqu'à ce qu'elle eût provoqué l'inflammation.

Ce traitement est rarement employé de nos jours. Il est trop infidèle et on lui préfère généralement l'injection ou la cautérisation au nitrate d'argent.

6° *Injection.* — Ce procédé consiste à remplacer momentanément le liquide de la tumeur, par un liquide nouveau plus ou moins irritant, capable de développer l'inflammation de la tunique.

D'après le célèbre chirurgien Munro, il aurait été

imaginé par son homonyme, Munro, chirurgien du régiment de Hume. Mais il avait déjà été indiqué par Celse ; et Lambert (œuvres chirurgicales, 1667) rapporte divers cas où l'injection de sublimé fut suivie de succès. Munro employa d'abord l'alcool, puis il lui substitua le vin. S. Scharp pratiqua cette méthode avec avantage ; mais à la suite des travaux de Douglas, Ledran et Pott, elle tomba en discrédit.

Sir J. Earles, Bertrandi, Dupuytren en démontrèrent les avantages et la remirent en honneur. Depuis cette époque elle a passé dans la pratique générale.

Mode opératoire. — On ponctionne d'abord l'hydrocèle au moyen d'une lancette ou mieux d'un trocart, de la manière suivante. Quand on connaît la position du testicule (ce que nous avons appris à faire plus haut), on tend les téguments en saisissant la tumeur en arrière, et par un mouvement rapide, on enfonce obliquement dans celle-ci le trocart bien huilé, maintenu avec le pouce et l'index. On a traversé le sac, quand on sent que toute résistance a cessé. On retire la pointe et on évacue tout le liquide, en exerçant une douce pression et ayant soin d'enfoncer en même temps la canule de peur qu'elle n'abandonne la tunique vaginale. Puis avec une seringue on injecte peu à peu le liquide irritant, mais en quantité moindre que celle de la sérosité évacuée.

On a employé pour faire ces injections divers liquides tels que l'alcool, l'eau froide, le vin préparé, la teinture d'iode, etc. Mais nous ne parlerons ici que de l'injection iodée, qui d'ailleurs est aujourd'hui généralement adoptée.

Les injections iodées ont été mises en usage pour la première fois par M. Martin, à l'hôpital des Natifs de Calcutta. Parmi les 2,393 malades que ce chirurgien traita par la teinture d'iode, il y eut à peine un insuccès sur 100.

Mais ce fut réellement Velpeau qui vulgarisa l'emploi de cette méthode en France. M. Gosselin en a admirablement décrit les avantages et le mode opératoire ; il a prouvé que la teinture d'iode est bien préférable à toutes les autres substances pour faire l'injection dans la tunique vaginale (1).

Quoi qu'en dise ce savant chirurgien, nous aurons l'occasion d'adresser plusieurs reproches à l'injection iodée, lorsque nous établirons le parallèle entre cette méthode et celle que nous préconisons (cautérisation au nitrate d'argent).

7° *Cautérisation par le nitrate d'argent*. — Ce procédé que le dictionnaire de Jaccoud attribue à tort à M. Maisonneuve, est dû à M. Defer, de Metz. C'est en 1849 que ce chirurgien exposa pour la première fois ses idées à la Société des sciences médicales de la Moselle. Après avoir passé en revue les inconvénients des injections, et décrit sommairement son procédé, il dit (2).

(1) Curling. Hydrocèle vaginale (addition du traducteur).
(2) Séance générale du 19 mai 1849.

« La douleur produite par cette manière d'opérer est moins vive et moins persistante que dans la méthode par injection. Il se développe bientôt de l'inflammation et il s'établit ensuite des adhérences cellulaires entre les deux feuillets de la tunique ; ou bien celle-ci, simplement modifiée dans son état pathologique, reprend son activité d'absorption normale, et alors l'équilibre entre les vaisseaux exhalants et absorbants de cette membrane se trouve rétabli. Dans le premier cas, le résultat est le même que lorsque le procédé par injection est couronné de succès, mais dans le second il y a retour à l'état normal de la tunique vaginale qui fonctionnait pathologiquement.

« Bien que j'aie obtenu un certain nombre de cures par ce procédé, je ne le propose qu'avec toute la réserve que comporte un moyen nouveau, laissant à l'observation clinique le soin de décider s'il remplit le but que je me suis proposé. »

Il eut bientôt l'occasion d'appliquer sa méthode et, en 1852, revenant sur ce sujet dans le premier numéro de la *Revue des Hôpitaux civils de Metz*, il rapportait onze observations, toutes favorables à son procédé. M. Defer, en effet, avait revu ses malades : aucun n'avait eu de récidive, et chez la plupart la séreuse avait recouvré ses fonctions normales d'exhalation et d'absorption.

En 1858, M. Very, l'élève et l'ami de M. Defer, publiait dans sa thèse inaugurale plusieurs observations également favorables.

Quelque temps après, en 1859, MM. Maisonneuve et Desormeaux employaient ce procédé, qui, depuis, leur a toujours réussi.

Enfin, progressivement, la méthode de Defer se répandait, et aujourd'hui elle est pratiquée avec succès par un grand nombre de chirurgiens, parmi lesquels nous citerons MM. Desormeaux, de Saint-Germain, Péan, Benjamin Anger, Terrier, etc.

Elle a été l'objet de plusieurs thèses inaugurales. M. Girandier (thèse de Paris 1869) rapporte trois cas dans lesquels la guérison a été obtenue par ce procédé sans aucune complication.

M. Masseloux (thèse de Paris, 1871) relate deux observations heureuses recueillies à Necker, chez M. Desormeaux, et 54 cas de guérisons obtenues par M. Maisonneuve dans une période de 12 ans.

M. Lelièvre (thèse de Paris, 1873) fait la description et l'éloge de ce procédé.

Enfin M. Ganzin (thèse de Paris, 1874) publie 6 observations dues à l'obligeance de M. Desormeaux.

Malgré ces travaux, nous avons pensé que le sujet n'était pas épuisé, et nous espérons qu'on nous saura gré des efforts que nous faisons pour mettre en évidence les avantages du traitement de l'hydrocèle par la cautérisation au nitrate d'argent.

Voyons maintenant comment on pratique ce procédé.

Mode opératoire. — M. Defer se servait pour cette

Chopinet.   3 opération d'un trocart ordinaire et d'un mandrin porte-caustique. Ce porte-caustique, d'un petit diamètre, est terminé à son extrémité libre par un anneau, et à l'autre extrémité par un renflement en forme de cuvette. On chauffe dans cette cuvette un fragment de nitrate d'argent qui entre en fusion et la remplit exactement.

M. Desormeaux a simplifié le procédé. Au lieu du mandrin porte-caustique il emploie un stylet cannelé à l'extrémité duquel il fait fondre un peu de nitrate d'argent.

On fait la ponction comme à l'ordinaire; puis, lorsque le liquide est évacué, maintenant de la main gauche la canule solidement fixée, on saisit de la droite le stylet refroidi et bien essuyé, et on le porte à travers la canule jusque dans les points les plus reculés de la cavité séreuse. Arrivé là, on imprime à l'instrument un mouvement de rotation en spirale, en le ramenant à soi. Quelques tours suffisent pour badigeonner les feuillets de la tunique vaginale. On retire alors le stylet et le malade se remet au lit. Le scrotum est relevé par un suspensoir en zinc ou en carton formé d'une lame rectangulaire, échancrée à sa partie moyenne pour embrasser la racine des bourses et légèrement incurvée à son centre. On applique ensuite sur les parties des compresses imbibées de gros vin ou de vin aromatique. Si l'on craint que le défaut de résistance des parois scrotales amène la reproduction du liquide, on peut exercer la compression. Elle se fait avec du collodion ou au moyen de petites bandelettes de diachylon, larges d'un centimètre, qu'on applique sur le scrotum, et qui, après avoir entouré le testicule, viennent s'entrecroiser à l'hypogastre en s'imbriquant régulièrement.

Mais cette pratique est toujours douloureuse et la plupart du temps intolérable.

La douleur, provoquée par la cautérisation, ne se manifeste ordinairement que quelques heures après l'opération. Elle s'étend à l'aine et jusque dans les lombes; mais elle disparaît bientôt dans ces deux régions pour se localiser dans le lieu même de l'opération, et encore est-elle très-modérée.

Le lendemain et les jours suivants le scrotum est tuméfié et douloureux. A partir du 5e jour, les symptômes phlegmasiques commencent à diminuer. La tuméfaction, la douleur et la rougeur disparaissent progressivement, et, vers le 15e jour, rarement plus tard, la résolution est complète. Mais, pendant quelque temps encore, le testicule de la partie opérée reste un peu plus volumineux que de l'autre côté.

Parallèle de l'injection iodée et de la cautérisation au nitrate d'argent.

La méthode de l'injection iodée est presque exclusivement adoptée en France. C'est la méthode classique. Si quelques-uns donnent encore la préférence au vin, leur nombre tend à diminuer. Au contraire, les partisans de la cautérisation au nitrate d'argent deviennent tous les jours plus nombreux, à mesure que les avantages de ce procédé deviennent plus évidents. Avant sa découverte, il était tout naturel que l'injection iodée fût pratiquée à l'exclusion des autres méthodes, puisque d'une exécution plus facile, ce procédé est en même temps plus doux et plus efficace que les autres, et qu'en outre, d'après M. Gosselin, il amène la guérison sans oblitération de la tunique vaginale.

On croyait autrefois que pour guérir l'hydrocèle, il fallait nécessairement déterminer cette oblitération, et les divers procédés en usage avaient pour but de la faire naître. On pensait que tant que la cavité persistait, l'hydrocèle pouvait se reproduire. Mais on oubliait que c'est là l'état normal, et que la cause immédiate de l'hydrocèle n'est pas la conservation de cette cavité, mais le trouble dans la sécrétion de la séreuse.

On est revenu sur ces idées, depuis que les injections iodées sont passées dans la pratique. En effet, on a souvent par ce procédé obtenu des guérisons sans adhérences. M. Hutin, chirurgien en chef des Invalides, a présenté à l'Académie de médecine un mémoire où sont consignées plusieurs observations de ce genre. M. Hutin a remarqué chez tous les sujets, opérés par d'autres méthodes que l'injection iodée, une oblitération complète de la tunique vaginale, tandis que, ayant fait l'autopsie de 16 malades, qu'il avait traités par ce dernier procédé, il a trouvé chez 8 d'entre eux une oblitération complète, et chez 4 autres des adhérences partielles; les 4 derniers n'avaient aucune adhérence. MM. Velpeau, Chaumet et Boinet ont constaté égale-

ment l'absence d'adhérences chez des individus guéris
par l'injection iodée.

C'est là un grand avantage; car les opérations sui-
vies d'oblitération ont pour résultat d'exposer le testicule aux pressions et aux chocs, en lui enlevant sa mobilité; de plus, d'après M. Gosselin, elles suppriment
la sécrétion spermatique, en déterminant l'anémie du
testicule. Nous voulons bien admettre cette conséquence, bien que beaucoup d'auteurs aient rattaché
cette anémie testiculaire à une affection antérieure de
la glande, indépendante de l'oblitération de la séreuse.
Mais cet avantage n'appartient pas exclusivement à
l'injection iodée; nous pensons qu'on peut obtenir le
même résultat avec le procédé de Defer. La confirma-
tion de ce fait par des recherches anatomiques n'a pas
encore été établie; mais si l'on se rend bien compte de
la façon dont les choses se passent après l'opération,
on comprendra facilement que la guérison puisse s'obtenir par cette méthode sans adhérences. En effet,
par suite de l'inflammation déterminée par le caustique,
il se produit une exhalation plus considérable de sérosité. Ce liquide peut s'organiser en fausses membranes
et déterminer l'oblitération ; mais il peut aussi être résorbé par suite de la modification imprimée à la vitalité de la séreuse. Or, pour que cette modification ait
lieu, il faut un certain degré d'inflammation : si elle
n'est pas suffisante, la tendance à la sécrétion persiste
et la récidive a lieu; si elle dépasse les limites voulues,
elle amènera une production considérable de fausses

membranes, et même la suppuration. L'oblitération en sera la conséquence nécessaire.

Il s'agit donc de maintenir l'inflammation dans des limites précises. Or, est-il une méthode qui permette mieux que la nôtre d'arriver à ce résultat, puisqu'on est maître de cautériser plus ou moins, suivant que la tunique vaginale est plus ou moins épaissie.

Mais ce n'est pas la théorie seule qui nous autorise à croire que la guérison de l'hydrocèle s'obtient, sans oblitération de la séreuse, par le procédé de Defer. Nous avons vu plus haut que ce chirurgien avait constaté chez la plupart de ses opérés la conservation des fonctions normales de cette membrane.

De son côté, Very affirme que le testicule conserve ordinairement une mobilité très-grande au milieu de ses enveloppes, et il l'explique ainsi :

« ..... Au bout de 7 à 8 jours, il s'établit des adhé-
« rences entre les deux feuillets de la séreuse, l'épan-
« chement étant résorbé. Plus tard, on sent le testicule
« se mouvoir librement dans la cavité vaginale, ce qui
« prouve que les adhérences n'ont pas persisté et ont été
« résorbées à leur tour. »

M. Desormeaux a pu constater le même résultat chez plusieurs de ses malades, qu'il a revus quelque temps après leur guérison.

Voyons maintenant quels sont les avantages qui nous font donner la préférence à cette méthode.

« L'injection iodée, dit Curling, ne guérit pas dans tous
« les cas, et ne convient pas à toutes les constitutions. »

Nous dirons, nous, que la cautérisation au nitrate d'argent convient à toutes les constitutions et guérit à peu près dans tous les cas. Nous n'exceptons que le cas de transformation cartilagineuse de la tunique vaginale.

Les observations déjà publiées et celles que nous rapportons plus loin nous autorisent à émettre une opinion aussi formelle.

L'injection iodée n'est pas applicable à l'hydrocèle congénitale. Sans parler des accidents qui résultent du passage du liquide dans la cavité péritonéale, malgré la compression exercée au niveau de l'anneau, comme on n'est pas toujours maître de l'inflammation provoquée par l'injection, on court le risque de la voir s'étendre jusqu'au péritoine.

La cautérisation au nitrate d'argent n'expose à aucun accident dans l'hydrocèle congénitale ; elle donne tous les jours d'excellents résultats entre les mains de M. de Saint-Germain, à l'hôpital des Enfants. Il est vrai que M. Gosselin cite des cas d'hydrocèle congénitale, guérie par l'injection iodée sans péritonite consécutive, et qu'il rapporte plusieurs cas semblables observés par MM. Velpeau, Jobert de Lamballe, Maisonneuve. Mais il suffit que le danger existe pour qu'on hésite à s'y exposer.

L'injection iodée n'est pas applicable aux hydrocèles anciennes, à celles où l'épaisseur de la tunique vaginale est augmentée. Nous avons vu plus haut que, dans ce cas, la cautérisation réussit toujours en modifiant la vitalité de ces dépôts membraneux. Il suffit alors de cautériser plus à fond l'intérieur du sac. Mais lorsque celui-ci est cartilagineux ou osséo-crétacé, il faut absolument avoir recours à la méthode de l'excision.

Lorsque là glande spermatique n'est pas parfaitement saine, l'injection iodée est dangereuse; elle peut en déterminer l'inflammation et la suppuration, tandis qu'on peut toujours employer le procédé de Defer, quel que soit l'état du testicule. Les praticiens distingués qui ont adopté cette méthode n'ont jamais vu survenir aucun accident.

Nous ne parlerons pas des autres accidents qui peuvent suivre le traitement par la teinture d'iode. Nous nous contenterons de mentionner l'injection du liquide irritant dans le tissu sous-séreux: ce qui a amené quelquefois une inflammation diffuse avec suppuration et gangrène du scrotum e a causé la mort chez des sujets débilités ou avancés en âge.

C'est ce grave inconvénient qui a déterminé M. Defer à se mettre à la recherche d'un procédé qui réalisât les avantages de l'injection sans en avoir les dangers.

Enfin (et c'est par là que nous terminerons) on ne rencontre presque jamais la récidive, si commune dans le traitement par l'injection iodée. M. Desormeaux n'en a vu qu'un cas depuis 15 ans qu'il met cette méthode en pratique.

Conclusion. — Nous résumerons en quelques mots tout ce qui vient d'être dit.

1° La méthode, imaginée par M. Defer, peut, comme

l'injection iodée, guérir l'hydrocèle sans oblitération de la séreuse.

2° Elle se pratique à peu près dans tous les cas, particulièrement dans l'épaississement de la tunique vaginale.

3° Enfin elle se recommande par l'innocuité et la simplicité de l'opération, la légèreté de la douleur, le peu de durée de l'inflammation et la rareté des récidives.

Les observations suivantes puisées à différentes sources donneront la preuve de ce que nous avançons.

OBSERVATION I (1). — Hydrocèle, ponction, cautérisation, guérison.

Hollinger (Jean), âgé de 12 ans, d'un tempérament lymphatique, entre à l'hôpital pour y être traité d'une tumeur qu'il porte à la partie gauche du scrotum.

Cet enfant ne peut assigner de cause à son affection, ni dire à quelle époque elle remonte.

Cette tumeur a le volume d'un petit œuf de poule, elle est élastique et sans changement de couleur à la peau, placée entre la lumière et l'œil elle offre une transparence manifeste qui ne laisse pas le moindre doute sur sa nature.

Le lendemain de l'entrée du jeune malade à l'hôpital, M. Defer, ponctionne l'hydrocèle avec un trocart explorateur. Le liquide écoulé, il introduit à travers la canule un petit mandrin cannelé, chargé de nitrate d'argent, et badigeonne légèrement la tunique vaginale; puis il retire les deux instruments. La douleur éprouvée est très-légère.

Cette opération ne fut pas suivie d'une réaction bien marquée. Le scrotum n'augmenta point de volume, mais il prit une teinte rougeâtre, qui ne dura que trois jours. Que s'est-il passé ici? Évi-

(1) Very. Thèse de Paris, 1858.

demment il n'y a point eu exhalation du liquide séro-albumineux habituel. Je dirai plus, il n'y a point eu d'inflammation adhésive. Ce qui semble le prouver, c'est que neuf jours après l'opération, la glande séminale était aussi mobile que celle de l'autre côté. Je dois donc croire que la tunique vaginale a été simplement modifiée par l'action du nitrate d'argent, et qu'elle a repris ses fonctions normales. Ce petit opéré n'a point eu de récidive.

Obs. II (1). — Hydrocèle double, ponction et cautérisation (procédé de Defer), guérison.

Senténac (Antoine), peintre en bâtiments, âgé de 65 ans, entré à l'hôpital le 13 février 1865, dans le service de M. Désormeaux, salle Saint-Pierre, n° 44.

Depuis environ 10 ans, il est porteur d'une hydrocèle. Il y a deux ans, le malade subit une opération, qui d'après ses renseignements, consista dans une ponction, suivie d'injection iodée. Cette opération n'aurait été suivie d'aucune réaction inflammatoire. Deux ou trois mois après, le malade vit l'hydrocèle revenir et augmenter assez rapidement.

Actuellement on trouve dans les bourses du côté gauche, une tumeur grosse comme les deux poings, remontant vers l'orifice externe du canal inguinal, offrant une transparence très-manifeste. Au bas de la tumeur on sent le testicule, qui fait corps avec elle ; et il semble qu'il ait contracté par suite de l'opération des adhérences avec la partie inférieure de la tunique vaginale, dont il occupe le fond.

Du côté droit, se voit une petite tumeur, grosse comme une forte noix, située sur le trajet du cordon, transparente. Au dessous d'elle est le testicule droit, qui ne lui adhère nullement, et est mobile indépendamment de la tumeur.

Cette petite tumeur à droite est une hydrocèle enkystée du cordon, tandis que la grosse tumeur à gauche est une hydrocèle de la tunique vaginale, récidivée.

Le 18 février, on fait une ponction dans les deux poches. Le liquide qui en sort est albumineux et complètement incolore (2). On introduit par la canule un stylet, armé à son extrémité d'une

(1) Cette opération nous a été communiquée par M. Desormeaux.

(2) Nous pensons que le rapporteur s'est trompé en ce qui concerne le liquide de l'hydrocèle enkystée du cordon.

boule de nitrate d'argent fondu, qu'on promène sur la surface interne de la poche, suivant la méthode de Defer.

Le lendemain le liquide est reproduit ; la réaction inflammatoire s'établit. Les bourses deviennent tendues, empâtées, mais n'offrent pas beaucoup de rougeur.

La rougeur disparaît après quelques jours ; les bourses diminuent lentement.

Dans le mois suivant (mars), la petite tumeur du côté droit, après être restée quelque temps stationnaire finit par disparaître complètement.

Quant à celle du côté gauche, son liquide se résorbe peu à peu. et disparaît aussi ; cependant il reste à la place de l'hydrocèle un petit noyau dur, de consistance solide et comme fibreuse, de la grosseur et de la forme du testicule. Ce noyau dur, placé au-dessus du testicule, à la place même de la poche de l'hydrocèle, est parfaitement circonscrit, à surface régulièrement arrondie, nullement adhérent aux tuniques des bourses. Mais il tient en bas à l'épididyme. En pressant sur cette tumeur on ne détermine aucune douleur, tandis que le testicule a sa sensibilité normale. On ne peut faire que des conjectures sur la nature de ce noyau. D'ailleurs après l'application d'un emplâtre de Vigo, on le vit peu à peu diminuer.

Le malade sortit le 4 avril, guéri de ses deux hydrocèles. Mais le noyau dur n'a diminué que d'un tiers environ.

Obs. III (1). — Hydrocèle vaginale, cautérisation, guérison.

Marthin (Théodore), employé de bureau, âgé de 37 ans, est atteint depuis deux ans d'une hydrocèle vaginale du côté droit, qui est venue graduellement, sans lui causer une grande gêne ; mais l'incommodité de la tumeur lui fait demander un traitement. Il entre à l'hôpital Necker, dans le service de M. Desormeaux, salle Saint-Pierre, n° 31.

Cette hydrocèle est très-simple et sans aucune particularité.

On fait la ponction le 18 février 1865, et l'on introduit par la canule, suivant la méthode de M. Defer, un fragment de nitrate d'argent, porté à l'extrémité d'un stylet.

Le jour même et les jours suivants, le liquide se reproduit ; les

(1) M. Desormeaux.

enveloppes des bourses s'épaississent, s'œdématient; la rougeur n'apparaît que le second jour et disparaît après plusieurs jours.

La réaction inflammatoire n'est pas très-prononcée. Cependant après un état stationnaire d'environ une semaine, la tumeur commence à diminuer.

La résorption se fait graduellement ; en même temps on applique des compresses d'eau blanche sur les bourses.

Le malade sort de l'hôpital le 28 mars. A cette époque la guérison est en très-bonne voie. La tumeur est réduite au quart de ce qu'elle était avant l'opération.

Obs. IV (1). — Kystes multiples du cordon, ponction, cautérisation.

Dessiey (Louis-Napoléon), âgé de 68 ans, ébéniste, entre à l'hôpital Necker le 18 février 1875. Il occupe le n° 36 de la salle Saint-Pierre.

Ce malade d'une bonne santé habituelle, entre pour la première fois à l'hôpital le 14 juin 1874 dans le service de M. Desormeaux. Il n'accuse aucun antécédent blennorhagique ; il n'a reçu aucun coup sur la région du cordon ou sur les bourses. A cette époque le scrotum présente une augmentation de volume très-prononcée, et dont le début, d'après les souvenirs du malade, remonte au mois de mars de l'année précédente. Cette tuméfaction est indolente à la pression ; le malade n'éprouve aucune douleur. Mais, après la marche et les fatigues, elle est le siége d'une sensation de pesanteur et d'engourdissement qui disparaissent sous l'influence du repos. A l'examen direct, on trouve que cette tumeur est formée de deux parties. La supérieure, du volume d'une petite noix, est séparée nettement de l'inférieure et paraît s'être développée aux dépens du cordon.

Quoique assez tendue, la fluctuation y est manifeste; mais la transparence ne peut y être constatée. L'autre partie, d'un volume plus considérable, offre tous les caractères de l'hydrocèle.

On est donc en présence d'une hydrocèle de la tunique vaginale et d'un petit kyste du cordon.

Après quelques jours de repos, M. Desormeaux fait la ponction

____

(1) Nous devons à l'obligeance de M. Mary, interne de M. Desormeaux, les 4 observations qui suivent.

suivie de la cautérisation au nitrate d'argent ; les deux poches sont ponctionnées et cautérisées successivement, et chacune d'elles donne issue à un liquide de nature différente.

A ce moment, on peut déjà constater du côté gauche sur le trajet du cordon, une petite tumeur, à peine appréciable, aussi ne peut-on lui appliquer aucun mode de traitement. Après avoir passé par les différentes périodes de l'inflammation plastique, produite par la cautérisation, la tumeur ne tarde pas à diminuer de volume, et le malade quitte l'hôpital, complètement guéri, dans le courant du mois de juillet 1874.

Peu de temps après être sorti de l'hôpital, il s'aperçut que la grosseur du côté gauche augmentait lentement de volume. Ses progrès étaient à peine sensibles. Cependant vers la fin de l'année elle avait acquis le volume d'une noisette, et dans le courant de février, il se décide à subir une nouvelle opération.

Il entre à l'hôpital le 18 février 1875. Il occupe le nº 36 de la salle Saint-Pierre.

On constate sur le cordon, du côté gauche, un kyste du volume d'une petite noix, situé un peu au-dessus du testicule. La fluctuation y est manifestement perçue ; il en est de même de la transparence qu'on saisit bien avec le stéthoscope. Elle est tout à fait distincte du testicule situé un peu au-dessous, et facilement reconnaissable à sa consistance et à sa forme particulière. Pendant quelques jours, la tumeur ne présenta aucune modification, aussi la ponction fut-elle pratiquée sur la demande du malade le 25 février. Elle donne issue à environ 15 grammes d'un liquide séreux transparent différent par son aspect de celui des hydrocèles vaginales. La cautérisation des parois du kyste détermina une douleur assez vive avec irradiations dans les aines et dans les lombes. Elle fut cependant très-superficielle en raison de l'état récent de la poche et de la minceur de ses parois. On applique aussitôt sur les bourses relevées à l'aide d'un suspensoir en zinc, des compresses imbibées de gros vin rouge, et le malade fut condamné au repos au lit.

Le 26. Le scrotum est rouge et tuméfié du côté gauche, surtout à sa partie supérieure ; le cordon est extrêmement douloureux à la pression, et donne une sensation d'empâtement et de résistance, mais sans fluctuation. L'état général est excellent : le malade n'a pas eu le plus léger mouvement fébrile, l'appétit est conservé ; mais les selles étant pénibles, M. Desormeaux prescrit une bouteille d'eau de Sedlitz.

Le 27. La situation est la même ; la tuméfaction augmente légèrement. On continue les applications de vin.

Le 30. La tumeur qui, depuis deux jours, était stationnaire, est devenue moins rouge, moins douloureuse ; son volume n'a pas encore subi de diminution sensible. Grand bain alcalin.

4 mars. Un embarras gastrique étant survenu, on ordonne au malade un ipéca stibié. La tumeur a notablement diminué ; la peau a repris sa coloration normale ; la région est à peine douloureuse et le malade supporte facilement la pression du cordon. On supprime l'usage du vin aromatique, et on permet au malade de se lever avec un suspensoir.

Le 12. Le volume du kyste n'atteint pas celui d'une petite noisette : il est absolument indolent, et semble devoir se résorber entièrement sous peu de jours. Le malade, sur sa demande, est envoyé à Vincennes.

OBS. V. — Hydrocèle à gauche. — Hématocèle à droite.
Ponction, cautérisation. — Drainage.

Constantin (Pierre), âgé de 39 ans, journalier, entre à l'hôpital Necker le 22 mars 1875, dans le service de M. Desormeaux, salle Saint Pierre, n° 24. Ce malade ne fait pas remonter à la même époque l'apparition des deux tumeurs. Celle du côté droit aurait commencé il y a dix ans ; celle du côté gauche, au contraire, date seulement de l'année dernière. La première, au début, était molle, peuple, et laissait facilement sentir le testicule. Ce n'est que peu à peu qu'elle a augmenté de consistance en prenant du volume, et sans que le malade y ait jamais ressenti la moindre douleur, sans que le scrotum ait été le siége d'une contusion. Le début en a été absolument spontané. La tumeur gauche est plus récente ; sa marche a subi des alternatives ; son début a été plus brusque, et elle a présenté des poussées aiguës, pendant lesquelles elle était assez douloureuse. A l'examen direct, elles présentent des caractères tout à fait distincts. La tumeur du côté droit est uniformément résistante, dure, sans bosselures ni indurations ; la peau glisse facilement sur elle ; le testicule ne peut être senti. Elle est complètement obscure, même si on a recours au stéthoscope. C'est une hématocèle de la tunique vaginale. La tumeur, développée du côté gauche, au contraire, par sa fluctuation, par sa transparence, son aspect pyriforme, présente tous les caractères de l'hydrocèle. Le testicule est situé en arrière et au-dessus du centre de la tumeur. La pression, à ce niveau, éveille une sensation toute spéciale. Ces deux tumeurs forment une masse assez volumineuse pour englober la verge dont le gland seul est à découvert.

Le 30. M. Desormeaux pratique la ponction de chaque côté : la tunique vaginale renfermait à gauche un liquide limpide, de couleur ambrée, dont la quantité pouvait s'élever à 400 grammes environ. Le côté droit donne issue à un liquide noirâtre, renfermant des caillots et des grumeaux fibrineux, qui obstruent la canule du trocart. Il est d'une couleur marc de café et d'une consistance épaisse, comme le liquide des vieilles poches sanguines. Les parois du kyste sont épaissies, indurées, comme une sorte de coque fibreuse revenant difficilement sur elle-même, et permettant à peine de reconnaître le volume et la situation du testicule. En raison de l'état des parois, on traverse la tumeur par un tube à drainage de moyen calibre, dans lequel on fera chaque matin des injections iodées. La tunique vaginale du côté opposé est parfaitement apte à devenir le siége de l'inflammation adhésive, produite par le nitrate d'argent. Aussi M. Desormeaux, après avoir évacué le liquide, introduit le stylet porte-caustique qu'il promène sur la surface interne de la séreuse. Le scrotum est ensuite recouvert de compresses trempées dans le vin.

1er avril. Le scrotum est rouge, tuméfié et douloureux, surtout à gauche. La suppuration ne s'est pas encore établie du côté droit. Le malade a eu quelques frissons, de la fièvre, une nuit agitée. Douleurs dans les aines, et tiraillements dans les lombes et les reins. Il n'a pu prendre que deux potages depuis l'opération.

Le 3. La tuméfaction a encore augmenté à gauche ; la pression y provoque une douleur très-vive ; le scrotum est rouge et œdémateux. Du côté droit on fait sortir quelques gouttes de pus en pressant la tumeur. L'état général est un peu meilleur, bien que la fièvre persiste à l'entrée de la nuit. Tous les matins on pratique une injection de teinture d'iode. On prescrit 0,50 de sulfate de quinine.

Le 5 et le 6. La tumeur reste stationnaire à gauche, elle est déjà moins douloureuse ; son volume n'a pas encore diminué sensiblement. On continue les applications de vin. Grand bain d'amidon.

Le 8. Le côté gauche diminue de volume d'une façon très-appréciable; la peau reprend peu à peu sa coloration normale, les téguments sont moins tendus. Le malade est mis à trois portions.

Le 15. La tumeur a diminué de moitié du côté gauche. Du côté droit, au contraire, elle reste à peu près stationnaire; l'écoulement par le tube est assez abondant.

Le 18. On reconnaît au côté droit un petit abcès qui s'ouvre dans la cavité vaginale, et s'écoule par le tube en produisant un soulagement notable. L'état général est excellent, l'appétit est entièrement revenu.

Le 25. On constate seulement du côté gauche une légère augmentation de volume. La peau est normale; il n'y a plus trace de liquide ou d'épanchement plastique. La pression est supportée facilement. Le malade serait en état de quitter l'hôpital, guéri de l'hydrocèle, si la suppuration du côté droit n'y mettait obstacle.

Obs. VI. — Hydrocèle bilobée. — Ponction, cautérisation.

Beaugendre (Pierre-Jean), âgé de 43 ans, broyeur, est entré à l'hôpital Necker, le 8 avril 1875. Il occupe le n° 23 de la salle Saint-Pierre, service de M. Desormeaux.

Il y a six mois seulement que ce malade remarqua une légère tuméfaction du scrotum droit. A cette époque la maladie semble avoir suivi une marche subaiguë; sa croissance fut très-rapide; pendant un certain temps, elle fut même assez douloureuse. Le malade n'avait jamais eu de blennorrhagie et ne présentait pas d'écoulement à cette époque. Pendant deux mois elle fit des progrès peu sensibles, mais constants, et c'est depuis trois mois et demi environ qu'elle est véritablement stationnaire. Les douleurs ont tout à fait disparu ; le malade désire seulement être débarrassé de cette tumeur dont le poids l'incommode.

Elle a ceci de particulier, qu'au lieu d'offrir l'aspect pyriforme des hydrocèles ordinaires, elle présente à l'union de son tiers supérieur avec ses deux tiers inférieurs un étranglement très-prononcé, espèce de lien ou de bride circulaire qui la divise en deux tumeurs superposées offrant à peu près l'aspect d'une gourde. L'inférieure est environ deux fois plus volumineuse que la supérieure.

En dehors de cette disposition décrite et signalée par Béraud sous le nom d'hydrocèle en bissac et rattachée par lui à une bandelette fibreuse de 7 à 8 millimètres de large qui renforcerait les enveloppes du testicule, la tumeur n'offre rien de particulier : la transparence, la fluctuation, l'aspect lisse et uni, la légèreté se rencontrant comme dans la plupart des cas.

Le 12. La ponction est pratiquée et donne issue à 200 grammes environ de liquide présentant les caractères ordinaires. Le stylet introduit par la canule est promené dans toute la surface de la cavité, les douleurs déterminées par la cautérisation sont supportées assez facilement. Applications de compresses trempées dans le vin ; on n'essaie pas la compression.

Le 13. Rougeur et tuméfaction considérable du scrotum, qui est fort douloureux à la pression; la tumeur a acquis un volume presque double de celui qu'elle avait auparavant.

Le 14 et le 15. La tuméfaction des bourses persiste sans changement notable; il en est de même de la douleur qu'on est obligé de calmer par des cataplasmes.

Le 16. On remarque un point du scrotum plus tendu et plus douloureux; le malade a en même temps un peu de fièvre, la langue est blanche, l'appétit diminue. M. Desormeaux ordonne de l'émétique en lavage.

Le 18. Le point douloureux situé à la partie antérieure du scrotum est devenu franchement fluctuant ; l'incision donne issue à une cuillerée à bouche de pus. La cavité de l'abcès ne communique pas avec celle de la tunique vaginale. Cet abcès s'est formé exclusivement aux dépens des enveloppes.

Le 20. L'ouverture de l'abcès a déterminé un soulagement marqué; la tumeur subit une réduction de volume très-rapide : en même temps elle devient moins douloureuse; l'épanchement intravaginal est de consistance pâteuse.

Le 24 et les jours suivants. La tumeur reste à peu près stationnaire : les douleurs ont presque totalement disparu.

Le 30. Le scrotum, quoique tuméfié, présente à peu près sa coloration normale; on distingue le testicule à travers la substance plastique épanchée.

Dans les premiers jours de mai, le malade se lève avec un suspensoir ; le scrotum est toujours plus gros du côté sain; il ne diminue de volume que lentement. Le malade demande cependant à retourner à ses occupations.

OBS. VII. — Hydrocèle. — Ponction. — Cautérisation. — Compression.

Voussard (Théophile), âgé de 68 ans, sellier, entre le 12 avril 1875 dans le service de M. Desormeaux, salle Saint-Pierre, n° 5, pour Chopinet.

une hydrocèle du côté gauche. Le développement de cette hydrocèle se fait remarquer par la rapidité de son début. Il y a environ quatre ans et demi qu'il s'aperçut pour la première fois que le scrotum du côté gauche présentait une tuméfaction notable, sans changement de coloration à la peau, sans douleur à la pression. Il n'existait pas à cette époque le moindre écoulement; les bourses ne furent également ni pressées, ni contusionnées. Le début fut absolument spontané. Au bout de quelques jours le scrotum avait atteint le volume qu'il conserva dans la suite, sans subir de modification appréciable.

A son entrée à l'hôpital, le malade porte du côté gauche de la région scrotale, une tumeur pyriforme allongée, à petite extrémité supérieure. La peau est normale et glisse facilement sur la tumeur. Celle-ci est fluctuante, dépressible, et présente une transparence complète sans qu'il soit même nécessaire de faire usage d'une bougie. Le testicule paraît comme un point obscur à la partie postérieure de la tumeur, où on le reconnaît également par la palpation.

Le 18. M. Desormeaux plonge le trocart dans la partie antérieure de la tumeur. Un liquide transparent et ambré s'échappe par la canule, environ 300 grammes. On introduit aussitôt le stylet porte-caustique avec lequel on cautérise toute la surface interne de la séreuse. Le malade accuse une assez vive douleur se propageant vers les aines et les reins. M. Desormeaux fait la compression avec des bandelettes de diachylon, le scrotum est soutenu par un suspensoir en zinc; mais on n'applique pas de compresses imbibées de vin.

Le soir de l'opération, le malade se plaint de douleurs excessives produites par l'appareil qu'il trouve trop serré; celui-ci du reste a glissé et ne remplit plus qu'imparfaitement son but.

Le 19. L'appareil est tombé pendant la nuit; le malade a été immédiatement soulagé. M. Desormeaux abandonne la compression, et fait appliquer des compresses trempées dans le vin. Le scrotum est tuméfié et présente déjà l'empâtement caractéristique : les téguments sont rouges et œdémateux. Le malade n'a eu que peu de fièvre et a dormi une partie de la nuit.

Le 22. Le scrotum augmente encore, les douleurs sont presque calmées. La pression seule est très-pénible. Le malade jouit d'un état général excellent; l'appétit est revenu; les digestions sont faciles.

Le 25. Le malade s'aperçoit que la tumeur commence à diminuor ; les téguments sont moins rouges, la sensibilité à la pression persiste.

Le 28. Diminution très-sensible, un tiers environ ; la tumeur augmente un peu de consistance ; on donne un suspensoir au malade, afin qu'il puisse se lever un peu.

4 mai. La tumeur ne présente plus qu'un volume égal à celui d'une petite pomme. Elle est tout-à-fait indolente, même à la pression. Le malade se lève une partie de la journée.

Le 8. Trouvant que la tumeur marche rapidement à la guérison, le malade demande à quitter l'hôpital.

Nous avons puisé l'observation suivante dans le *Courrier médical* du 15 mai 1875. Elle a été prise dans le service de M. Benjamin Anger, à l'hôpital Saint-Antoine. Elle montre que notre procédé est aussi bien applicable aux kystes spermatiques qu'aux hydrocèles de la tunique vaginale.

Obs. VIII. — Kyste spermatique épididymaire droit et hydrocèle. — Cautérisation au nitrate d'argent solide. — Guérison.

Le nommé S...., 54 ans, entre à l'hôpital Saint-Antoine, pour se faire traiter d'une tumeur de la bourse droite ; le malade raconte qu'il portait depuis plusieurs années une tumeur au niveau du testicule droit, mais que cette tumeur le gênait peu.

Depuis quelques mois, cette tumeur a beaucoup augmenté et le malade se décide à s'adresser au chirurgien.

A un premier examen, on constate une augmentation de volume considérable de la bourse droite, qui est quatre ou cinq fois plus volumineuse que celle du côté opposé. Un examen plus attentif permet de reconnaître que la tumeur est formée de deux parties, une partie supérieure plus tendue, plus dure et d'une forme globuleuse facile à apprécier ; une autre plus volumineuse, même régulièrement globuleuse et moins tendue. A la palpation, il fut donc facile de reconnaître que deux éléments différents entraient dans la tumeur.

La palpation permettait très-nettement de reconnaître que la partie supérieure de la tumeur, arrondie et rénitente, était séparée de la seconde partie de la tumeur, probablement formée d'un épanchement de sérosité dans la tunique vaginale.

Dans cette partie inférieure, la tumeur présentait une fluctuation manifeste, le contenu pouvant être facilement repoussé d'une partie à l'autre de la cavité qui le contenait.

Le diagnostic porté fut : Kyste spermatique et hydrocèle consécutive. M. Benjamin Anger était arrivé facilement à ce diagnostic, en établissant que la tumeur arrondie, tendue et globuleuse correspondait à la partie supérieure de l'épididyme, facilement reconnaissable à sa palpation. La mince couche de liquide, qui recouvrait le testicule, n'empêchait point de reconnaître avec exactitude la forme et le volume de la glande qui paraissait présenter ses conditions normales.

L'opération fut ajournée à la semaine suivante, pour permettre au malade de s'acclimater, retard qui donna aux élèves le temps nécessaire pour se rendre un compte parfait de la nature de la maladie. M. Benjamin Anger, avant de pratiquer l'opération, désirant se rendre un compte plus exact de la nature de la tumeur, fit placer le malade sur un lit dans une chambre noire, pendant qu'un aide soulevait les bourses en maintenant une lumière. Le chirurgien placé de l'autre côté constatait que la transparence était parfaite dans toute l'étendue de la tumeur. Il plongea alors un trocart dans la partie antérieure de la bourse, et immédiatement obtint la sortie d'un verre à liqueur de sérosité.

Le testicule devint plus évident, et c'est avec la plus grande facilité qu'il fut possible de circonscrire le kyste, la palpation donnant une appréciation exacte de sa forme et de sa situation. M. Benjamin Anger, sans enlever la canule, qui avait déjà fait une première ponction et donné issue à un liquide, introduisit de nouveau le poinçon, et pratiqua par ce même orifice cutané une seconde ponction, atteignant cette fois la paroi du kyste. Il annonça en même temps la sortie d'un liquide blanchâtre bien différent du liquide de l'hydrocèle, et renfermant des spermatozoaires.

La ponction pratiquée, il fut facile de vérifier l'exactitude du diagnostic ; une gouttelette du liquide ayant été mise sur le porte-objet du microscope, les spermatozoaires se présentèrent en abondance, mais ne parurent pas animés de mouvements.

Le stylet, chargé d'une petite quantité de nitrate d'argent fondu, fut introduit par la canule du trocart, et la cautérisation fut pratiquée en prenant les précautions ordinaires. Le stylet fut introduit ensuite dans la cavité vaginale, et une seconde cautérisation fut faite de la même façon.

Le malade a guéri d'une façon complète et deux mois après nous avons pu constater que cette guérison s'était maintenue.

Obs. IX. — Hydrocèle droite. — Ponction. — Cautérisation.
— Guérison.

Almanza (Lazare), âgé de 58 ans, tourneur, entre à l'hôpital Saint-Louis, (le 23 avril 1875); il occupe le n° 23 de la sall Saint-Augustin.

Il est depuis deux ans porteur d'une tumeur siégeant dans la partie droite du scrotum. Elle a débuté sans cause appréciable. Il ne se souvient pas d'aucune violence. Il a eu seulement une blennorrhagie à l'âge de 16 ou 17 ans.

Le gonflement, d'abord léger, a été en augmentant, et atteignait en moins d'un an et demi le volume d'une belle noix de coco, mesurant 22 centimètres de longueur sur 14 de largeur.

Le malade s'est vu forcé de réclamer les secours de l'art, et, il y a six mois, il entrait à l'hôpital où on lui faisait la ponction suivie de l'injection iodée. Tout se passa régulièrement et le malade sortit, se croyant guéri.

Mais, quinze jours après, l'épanchement se reproduisit, et en six mois la tumeur devint grosse comme le poing. C'est pour s'en faire débarrasser qu'il rentre aujourd'hui dans le service de M. Péan.

Le diagnostic est bientôt établi; et, après avoir constaté la transparence de la tumeur et la position du testicule, on décide l'opération. Elle a lieu le 26 avril. Toute la sérosité est évacuée, et à travers la canule, on badigeonne au moyen du stylet porte-caustique l'intérieur de la tunique vaginale.

Des douleurs très vives se firent aussitôt sentir dans la partie opérée et jusque dans les reins. Elles durèrent plus de 4 heures.

Les jours suivants, la réaction fut moins forte. La tumeur a repris le volume qu'elle avait avant l'opération.

Au bout de huit jours, l'inflammation commença à décroître, et le malade quitta l'hôpital le 5 mai, en bonne voie de guérison.

Obs. X. — Hydrocèle du côté droit. — Traitement par la cautérisation au nitrate d'argent. — Guérison.

Bonneval (Pierre), âgé de 71 ans, journalier, entre à l'hôpital le 10 mai 1875, pour une hydrocèle du côté droit. Il est couché au n° 23 de la salle St-Augustin.

Il raconte qu'il y a 13 mois environ, il s'est aperçu que ses bourses enflaient. Il n'éprouvait aucune douleur, puis lentement, progressivement, la tumeur est arrivée à un volume considérable. Ne pouvant plus travailler ni même marcher, le malade se décide à entrer à l'hôpital. Il est opéré le 14 mai, deux jours après son entrée. La ponction donne issue à plus de 500 grammes d'un liquide légèrement teinté de rose, d'une faible densité. On cautérise ensuite la surface interne du sac, selon les règles ordinaires. L'opération ne lui fait pas éprouver la moindre douleur.

Le 15. Pas de fièvre. Le scrotum est tuméfié et un peu douloureux.

Les choses restent dans le même état pendant une huitaine de jours. Puis la tumeur diminue, et le malade peut sortir le 28 mai. Il est à peu près guéri.

Ce malade est venu depuis à la consultation. Il n'est plus gêné par son affection, et il a pu reprendre ses travaux, malgré son âge avancé.

Obs. XI. — Hydrocèle double. — Ponction. — Cautérisation. — Guérison.

Benoit (Adrien), 16 ans, tourneur, entre le 8 avril 1874, pour une tumeur du scrotum. Il occupe le n° 40 de la salle St-Augustin.

Le malade est fort et se porte bien habituellement. Il y a environ un an, il a eu les bourses froissées en jouant, et depuis ce temps il a conservé un peu de gonflement. Il est à remarquer que la profession du petit malade l'oblige à remuer sans cesse la jambe gauche pour mettre en mouvement la roue qui lui sert à tourner le bois. Il y a donc là un frottement continuel, et c'est précisément de ce côté gauche qu'existe l'hydrocèle.

L'épanchement est peu considérable ; la peau est peu distendue. La tumeur est complètement indolore, ovoïde, à base tournée en bas. Surface unie et régulière. Le testicule occupe la partie postérieure gauche de l'épanchement. La tumeur est molle et fluctuante.

Le 12. On retire avec le trocart 120 grammes de liquide jaune citrin, et on fait dans la tunique une injection iodée.

Le 13. Il est survenu un peu d'inflammation. Le malade à la fièvre.

Le 15. Le gonflement à augmenté, mais la fièvre a disparu.

Le 24. Le malade va à Vincennes ; il est en voie de guérison.

9 juin 1874. Le même malade rentre dans le service de M. Péan, au n° 35 de la salle St-Augustin.

Son hydrocèle s'est reproduite quelques jours après sa sortie de Vincennes. En moins de 15 jours la tumeur avait acquis son volume primitif, et le jeune malade, qui est gêné dans son travail, demande à être opéré de nouveau.

La fluctuation ainsi que la transparence sont manifestes. Après avoir constaté la position du testicule, qui est en arrière vers la partie médiane, on pratique la ponction, le 12 juin : Il s'écoule un grand verre de liquide très-clair. On promène alors à l'intérieur de la cavité une sonde cannelée sur laquelle on fait fondre du nitrate d'argent

15 juin. L'inflammation consécutive se fait bien. Rien de particulier à noter.

Le 26. Le malade sort guéri.

Ce même malade rentre à l'hôpital le 14 avril 1875, au n° 16 de la salle St-Augustin.

L'hydrocèle pour laquelle il a été soigné l'année précédente est complètement guérie. La partie gauche du scrotum a son volume normal, et le testicule a conservé sa mobilité. Mais l'épanchement s'est reformé à droite, et la tumeur a le volume d'un œuf de poule. Elle est parfaitement transparente.

Le 14. On fait la ponction et on promène à l'intérieur du sac un crayon de nitrate d'argent.

La douleur et l'inflammation consécutives sont modérées. Tout se passe régulièrement. Le 21 avril le malade demande à quitter l'hôpital. Il est en voie de guérison.

Obs. XII (Cousin). — Hydrocèle droite. — Traitement par le procédé de Defer. — Guérison.

Kohler, Eugène, âgé de 18 ans, commissionnaire, entre à l'hôpital dans le service de M. Péan, n° 36, le 8 avril 1874.

Il avait eu, il y a un an, une hydrocèle siégeant à droite dont il avait été traité par la ponction sans injection et qui paraissait être guérie. Mais six mois après l'épanchement se reproduisait à la suite de fatigues causées par des marches répétées, bien que, d'après les conseils du médecin qui lui avait donné ses soins, il portât constamment un suspensoir.

L'épanchement s'est réformé lentement, sans aucune réaction appréciable. La partie droite du scrotum est très-développée ; elle a le volume d'un œuf d'autruche. La tumeur a la forme allongée et ovoïde ; la base en est en haut.

La tumeur est bien transparente ; seule la pointe est obscurcie, et l'on sent à cet endroit une petite masse douloureuse à la pression que l'on reconnaît pour le testicule. Comme ce n'est pas là sa place dans l'hydrocèle de la tunique vaginale, on suppose qu'après la première opération il y a eu des adhérences partielles, et que le liquide, s'étant reformé dans la partie supérieure de la tunique vaginale non oblitérée, a refoulé devant lui le testicule. Ce jeune homme n'a jamais eu aucun accident vénérien.

Le 16. On fait la ponction comme à l'ordinaire, et l'on cautérise égèrement les parois de la tumeur avec le crayon de nitrate d'argent.

Le 17. Le malade va très-bien, il a dormi toute la nuit et n'a pas eu la fièvre.

Le 19. Rien de nouveau. L'opération suit soncours régulier.

Le 27. Le malade sort guéri.

OBS. XIII. (Cousin). — Hydrocèle gauche. — Cautérisation. — Guérison.

Boulanger (Pierre), 49 ans, entre le 6 mai à l'hôpital St-Louis, salle St-Augustin, n° 45. Il est porteur d'une hydrocèle gauche dont le début remonte à 3 mois. Le malade se livre à des travaux pénibles, auxquels il attribue la cause de son mal. Il a eu la syphilis il y a 18 mois.

L'épanchement, transparent, présente toutes les conditions d'une hydrocèle simple, le testicule n'offre rien d'anormal. La ponction est faite le 10 mars et il s'écoule 265 grammes d'un liquide citrin. A cause de la syphilis antérieure on inspecte minutieusement la tunique vaginale ; mais on ne trouve aucun dépôt à sa surface. On agit donc comme dans les hydrocèles simples, c'est-à-dire qu'on cautérise légérement avec le nitrate d'argent.

Deux jours après, il se manifeste une petite inflammation franche, qui ne tarde pas à disparaître. La réaction générale est nulle La poche diminue, et le malade sort guéri le 22 mai 1874.

Obs. XIV (Cousin). — Hydrocèle gauche. — Cautérisation. —
Guérison.

Cousin (Joseph), charretier, âgé de 45 ans, est entré le 22 mai
1874, à l'hôpital St-Louis. Il occupe le n° 17 de la salle St-Augustin.

Cet homme, depuis 18 mois environ, a remarqué que la partie
gauche du scrotum allait augmentant de volume. Il ne ressentait
point de douleur, si ce n'est quand il avait beaucoup fatigué.
Cette augmentation de volume s'est produite sans que le malade
puisse l'attribuer à une cause quelconque : coup, pression, froissement, etc.

Etant soldat, il a contracté 3 blennorrhagies dont il a très-bien
guéri.

La partie gauche du scrotum offre un développement assez
considérable Le volume est à peu près celui d'un œuf d'autruche
La peau est fortement tendue, la fluctuation difficile à saisir. La
transparence de la tumeur est très-nette, et l'on distingue nettement le testicule en arrière, vers la partie médiane.

1er juin. On ponctionne la tumeur et il s'écoule plus de 300 gr.
d'un liquide légèrement verdâtre, très-limpide. On introduit alors
par la canule une sonde cannelée, sur laquelle on a coulé un peu
de nitrate d'argent, et on cautérise toute la surface interne de la
tunique vaginale. Pas de douleur au moment de l'opération.

Le 2. Le scrotum est un peu gonflé et douloureux. Pas de fièvre ; l'appétit est conservé, les suites de l'opération sont très-
bénignes.

Le 8. La tumeur commence à diminuer et le malade demande
à sortir.

Obs. XV (Cousin). — Hydrocèle droite. — Cautérisation. —
Guérison.

Henri Jacques, menuisier, âgé de 72 ans, entre le 30 mai 1874 à
l'hôpital St-Louis, dans le service de M. Péan, n° 20.

Il y a dix ans que cet homme a remarqué que la partie droite du
scrotum augmentait progressivement, mais très-lentement de volume. Ce développement s'est fait sans causer de douleur ; seulement
un peu de gêne dans la marche. La tumeur a la grosseur du poing.

Le scrotum n'avait subi ni coup, ni froissement; vers l'âge de 20 ans, le malade avait eu deux chaudepisses. Depuis, aucun accident venérien.

Le testicule est facile à reconnaître ; il est un peu en arrière et en haut. La transparence est nette.

Le 2 juin. On ponctionne avec un trocart, et on retire 250 gram. d'un liquide limpide, citrin. On cautérise avec le nitrate d'argent porté sur une sonde cannelée, et on place le scrotum sur une large attelle en carton. Les choses se passent régulièrement, et il est permis de prévoir la guérison.

Le 8. Le malade se sentant bien, on le laisse partir en lui recommandant de porter pendant quelque temps un suspensoir.

Obs. XVI (Cousin). — Hydrocèle gauche. — Cautérisation. — Guérison.

Le 29 juillet, entrait dans le service de M. le docteur Péan, le nommé Deturault (Louis), âgé de 73 ans, affecté d'une hydrocèle du côté gauche. Le malade n'a jamais eu la syphilis. Il fait remonter le début de son affection à 3 ans. Ses travaux journaliers sont très-pénibles. Il porte de lourds fardeaux et marche beaucoup.

La tumeur a grossi graduellement sans occasionner de douleurs, mais seulement de la gêne. Elle atteint maintenant le volume du poing, et est ovoïde, à grosse extrémité dirigée en bas. La peau est normale, lisse et glisse sur les tuniques superficielles. La transparence est manifeste, on perçoit très-bien la fluctuation.

Le 2 août, la ponction donne le liquide type de l'hydrocèle. On cautérise la tunique vaginale avec le nitrate d'argent. Les jours suivants, il se produit une inflammation franche. Le scrotum est un peu tuméfié. Les choses restent en cet état pendant quelque temps. Puis la tumeur diminue par résorption du liquide, et le 15 août le malade quitte le service.

Obs. XVII. (Cousin) — Hydrocèle droite. — Ponction et Cautérisation suivant le procédé de Defer. — Guérison.

Trameau (Victor), charron, âgé de 43 ans, est entré le 11 août 1874, dans le service de M. Péan. Il occupe le n° 33, de la salle Saint-Augustin.

Il a vu, il y a dix-huit mois, la partie droite du scrotum augmenter peu à peu jusqu'au volume qu'elle présente aujourd'hui. Il avait reçu quelque temps auparavant un coup de marteau sur les parties, et le grossissement survenait peu de temps après. Ce développement s'est fait lentement, sans douleurs, occasionnant une gêne assez grande, qui s'explique par le volume de la tumeur. Il ressentait pourtant quelquefois après la fatigue du jour quelques élancements. Il avait eu soin de prendre un suspensoir. Cet homme n'a jamais eu aucun accident vénérien. La tumeur est de la grosseur d'une forte orange, arrondie ; le testicule est refoulé en haut et en arrière. On acquiert par le toucher la sensation de fluctuation. La transparence est manifeste. Aucune douleur à la pression. La peau est un peu tendue, mais n'a point perdu sa coloration normale.

Le 16. le malade est opéré, on obtient par la ponction, un liquide citrin parfaitement clair. On introduit ensuite dans la cavité vaginale un stylet cannelé, sur lequel on a coulé du nitrat d'argent. La cautérisation ne détermine aucune douleur.

Le 17. Aucune réaction ne s'est produite. Point de fièvre. L'appétit s'est maintenu. Le malade se trouve très-bien.

Le 20. L'opération suit sa marche régulière ; les suites en sont très-bénignes. Il ne survient rien d'anormal, qui puisse être noté.

Le 27. Le malade est guéri. Il peut sortir.

OBS. XVIII (Cousin). — Hydrocèle de la tunique vaginale. — Ponction et Cautérisation.

Le 3 octobre, entrait à l'hôpital Saint-Louis, dans le service de M. Péan, n° 51, le nommé Billoir (Joseph), âgé de 37 ans, homme fort et vigoureux, pour une hydrocèle droite de la tunique vaginale.

Le début de l'affection remonte à deux ans, sans cause connue. La tumeur a rapidement atteint le volume du poing. Aujourd'hui elle est plus volumineuse encore, ovoïde, à grosse extrémité inférieure. La peau est normale, tendue sur la tumeur, mais sans adhérence avec elle. Celle-ci est fluctuante et transparente. Le testicule occupe la position accoutumée, c'est-à-dire qu'il est en arrière et en haut.

Le 16, on pratique une ponction à la partie inférieure et un peu externe de la tumeur, qui donne issue à environ 300 grammes de liquide citrin type. Immédiatement après on promène dans la poche un crayon de nitrate d'argent (pour faire une cautérisation vigoureuse, suivant la méthode de M. Maisonneuve) (1).

(1) Nous avons dit que cette méthode ne doit pas porter le nom de M. Maisonneure, mais celui de M. Defer.

Les bourses sont relevées sur une petite attelle en carton placée en travers sur les cuisses. Une inflammation franche fut la conséquence directe du traitement, sans retentissement d'ailleurs sur la santé générale du malade.

Peu à peu la tuméfaction disparaissait; la peau suivait le retrait de la tunique vaginale, et le malade prenait son exeat le 28 octobre, parfaitement guéri.

Obs. XIX. (Cousin). — Hydrocèle droite. — Ponction et
Cautérisation. — Guérison

Au n° 48, de la salle Saint-Augustin (Hôpital Saint-Louis), se trouve un homme vigoureux et bien portant, nommé Caunard (Étienne), âgé de 53 ans. Il est atteint d'une hydrocèle de la tunique vaginale dont le début remonte à cinq semaines. Cet homme est carrier, et se livrait journellement à un travail excessivement dur et fatigant. Il y a cinq semaines, il remarqua, sans cause connue, que son scrotum augmentait sensiblement de volume du côté droit, sans lui causer d'ailleurs autre chose qu'un peu de gêne dans la marche et dans son travail : ce qui le fait entrer dans le service le 21 octobre 1874.

Le scrotum présente du côté droit une tumeur de la grosseur d'une belle orange, indolore, molle, fluctuante, transparente. La peau est lisse, tendue, sans adhérences profondes. Le testicule, vu par transparence, est placé à la partie postérieure et supérieure, un peu en dedans.

Le 22, le lendemain de l'entrée du malade, on fit une ponction avec un trocart de trousse, et il s'écoula un liquide clair, citrin, donnant à l'analyse une proportion de fibrine plus grande qu'à l'ordinaire.

La ponction fut suivie immédiatement d'une cautérisation avec le nitrate d'argent.

Le malade ressentit bientôt une cuisson assez vive, et il s'en suivit une inflammation franche.

Le malade n'accusa aucun malaise les jours suivants.

La poche se rétracta; la peau suivit le mouvement, et dix jours après le malade pouvait prendre son exeat.

Obs. XX. — Hydrocèle gauche. — Ponction et cautérisation. —
Guérison.

Le 3 novembre, le nommé Gosset Isidore, âgé de 54 ans, homme
de peine, entrait à l'hôpital Saint-Louis, dans le service de M. Péan,
salle Saint-Augustin, n° 37.

Depuis vingt mois, sans cause connue, ce malade avait vu gros-
sir son scrotum du côté gauche. Pas de douleur, pas de gêne
même, au début. Depuis quinze jours, la tumeur a atteint le volume du poing, et si elle ne lui occasionne pas davantage de douleurs, elle le gêne beaucoup pour marcher et pour travailler. Le
côté gauche du scrotum présente en effet un développement considérable. La tumeur est ovoïde, à grosse extrémité inférieure, transparente et manifestement liquide. La peau tendue à sa surface est
lisse, mais a conservé sa température et sa couleur normale. Elle
est libre et glisse sur la tumeur.

Le 7. Une ponction donne issue à un liquide citrin, clair et limpide. Immédiatement on introduit par la canule un stylet sur lequel on a fondu du nitrate d'argent, et on le promène sur la tunique vaginale. Il se produit deux jours après, dans celle-ci, une
inflammation franche, qui disparaît rapidement par le repos et
l'application de compresses imbibées de vin aromatique.

Quinze jours après, la guérison était complète, et le 20 novembre, le malade prenait son exeat.

Obs. XXI. — Hydrocèle gauche. — Ponction et cautérisation. —
Guérison.

R***, rue de Rennes, 141, est porteur d'une hydrocèle du côté
gauche, qui lui est survenue, il y a bientôt trente ans, sans cause
connue. Ni contusion, ni froissement. Pas d'accident vénérien an-
térieur. La tumeur peu volumineuse d'abord ne lui causait qu'un
peu de gêne, sans douleur.

L'année dernière, après une fatigue, voyant son scrotum augmenter sensiblement de volume, il vint consulter M. Desormeaux,
qui proposa l'opération. Mais le malade ne voulait pas s'y résou-

dre; et ce n'est que le 7 juin dernier qu'elle put avoir lieu. Nous accompagnâmes notre excellent maître, M. Desormeaux.

Avant de procéder à l'opération, nous fîmes les constatations d'usage. La tumeur, du volume d'une grosse orange, est pyriforme et d'une légèreté qui permet de supposer qu'elle est formée par de la sérosité. Nous vérifions le fait au moyen de la bougie. La transparence est complète ; nous ne trouvons qu'un point obscur en arrière et vers la partie médiane. C'est le testicule. Il n'y a pas de doute sur la nature de l'affection. On se prépare à l'opération.

Le malade est assis sur le bord de son lit, et M. Desormeaux enfonce le trocart à la partie antérieure et inférieure de la tumeur, en prenant toutes les précautions habituelles. Il s'écoule 285 grammes d'une sérosité limpide d'une couleur verdâtre, dont l'analyse a été donnée plus haut. Lorsque l'évacuation est complète, M. Desormeaux introduit par la canule le stylet porte-caustique ; et comme, malgré l'âge de la tumeur, il n'y a pas épaississement de la tunique vaginale, on la cautérise très-légèrement. Le testicule est soutenu par un suspensoir en zinc, et l'on applique sur le scrotum des compresses de vin ordinaire. Le malade n'éprouve pas la moindre douleur au moment de l'opération. Il nous annonce, cinq minutes après, quelques élancements dans les aines.

Le lendemain, 8 juin, la partie gauche du scrotum est revenue aux dimensions qu'elle avait avant l'opération. Elle est chaude et douloureuse. Le malade ressent également de la douleur du côté des lombes, mais il n'a pas de fièvre.

Le 9. La tuméfaction a augmenté. Douleur limitée au scrotum. Un peu de fièvre le soir.

Le 10. Même état, mais pas de fièvre.

Les jours suivants l'appareil inflammatoire reste le même ; ce qui affecte beaucoup le malade. Il perd l'appétit.

Nous ne le revoyons que le 1er juillet. Nous constatons alors que le scrotum peu douloureux est encore tuméfié. On sent le testicule gauche un peu plus volumineux que de l'autre côté.

6 juillet. Le malade va bien. Il se lève avec un suspensoir. Un peu d'empâtement encore dans la partie opérée.

Nous espérons que dans quelques jours le malade sera complètement guéri.

Nous aurions pu relater ici beaucoup d'autres observations, que nous avons recueillies tant à l'hôpital St-Louis qu'à l'hôpital Necker; mais ce travail nous aurait entraîné trop loin, et celles qui précèdent, tout incomplètes qu'elles sont, montreront suffisamment les avantages du procédé de Defer, qui est d'une exécution si facile et d'une efficacité si certaine.

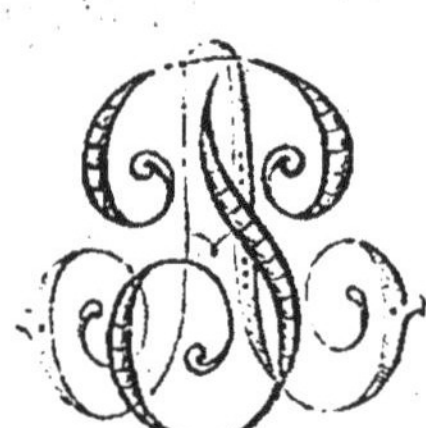